AF299523

DE LA TÉRÉBENTHINE.

DE LA

TÉRÉBENTHINE

DE SON HUILE ESSENTIELLE

ET DE QUELQUES PRODUITS PHARMACEUTIQUES

A BASE DE TÉRÉBENTHINE,

Par Emile MOUCHON,

PHARMACIEN A LYON.

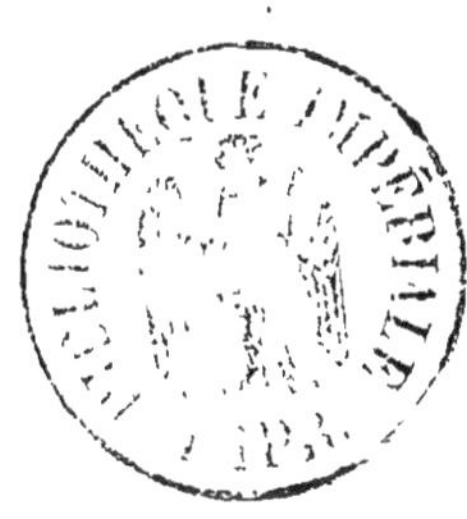

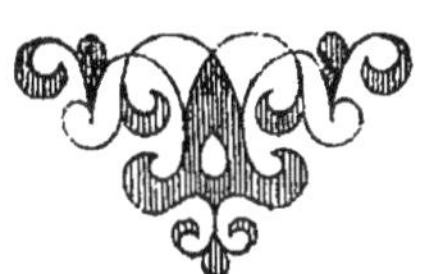

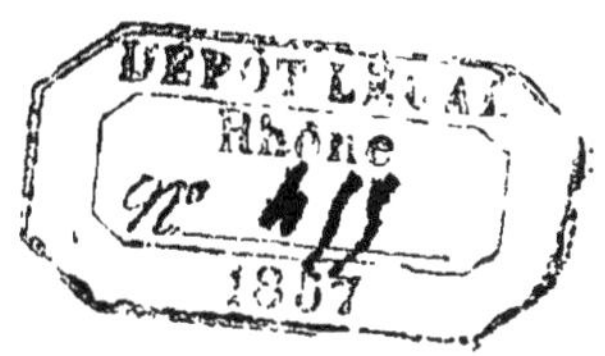

LYON

IMPRIMERIE D'AIMÉ VINGTRINIER.

Quai Saint-Antoine, 36.

1857.

DE LA

TÉRÉBENTHINE

DE SON HUILE ESSENTIELLE

ET DE QUELQUES PRODUITS PHARMACEUTIQUES

A BASE DE TÉRÉBENTHINE.

La térébenthine et son essence, sans être complètement discréditées, ont singulièrement déchu dans l'opinion des praticiens français. Il y a loin, en effet, de la confiance dont elles jouissent aujourd'hui, en France du moins, sinon en Angleterre, à celle qu'elles possédaient il y a seulement vingt-cinq ou trente ans ; il y a loin des éloges pompeux qui leur furent prodigués naguères, des innombrables formules qui pullulaient alors, à l'espèce de défaveur qui tend à frapper de nullité et ces agents eux-mêmes et tout cet arsenal pharmaceutique dont la Pharmacopée universelle, entre autres, nous étale les richesses avec une grande profusion. C'est qu'autrefois on se montrait généralement par trop passionné, par trop enthousiaste pour les agents qui avaient une valeur réelle, et qu'aujourd'hui on ne l'est peut-être pas assez ; c'est que l'exagération amène toujours la défiance, comme le mensonge amène l'incrédulité. Cependant il faut reconnaître qu'entre ces deux extrêmes se cachent des vérités pratiques qui pourraient donner gain de cause à la térébenthine et à son essence, si ces produits végétaux étaient mûrement et sagement soumis à l'appréciation exacte et dégagée de toute prévention des hommes qui aiment à rendre hommage à la vérité. Pour moi, la térébenthine et son essence seront en possession de la faveur du monde médical, lorsqu'il saura en régler l'emploi sans le généraliser outre-mesure et sans dépasser les bornes de la prudence ; car il ne faut pas oublier qu'ici, comme dans maintes circonstances, l'excès est ennemi du bien, et que c'est surtout pour avoir trop souvent méconnu ce sage précepte que l'on a gravement compromis la réputation d'une foule d'agents utiles, au nombre desquels nous ne craignons pas de placer la térébenthine et ses dérivés.

A côté de l'abus qui a motivé des plaintes amères contre ces produits est venu se glisser une déplorable confusion dont les conséquences ont été et sont également funestes à leur réputation. Oubliant trop souvent les leçons de l'expérience et les conseils qui en découlent, les praticiens en général prescrivent, sans désignation spéciale, la térébenthine ou l'essence, tandis qu'il est avéré que la préférence doit être accordée, dans la presque totalité des cas, soit à la térébenthine du mélèze, soit surtout à celle du sapin et à l'essence qui en provient, comme possédant des qualités qui manquent essentiellement à la térébenthine et à l'essence du pin maritime, du pin sylvestre, etc.

En effet, non seulement la nature des produits oléo-résineux des espèces du genre *abies* et du genre *pinus* n'est pas identiquement la même ; non seulement les arômes qu'ils exhalent diffèrent sensiblement entre eux, mais encore cette différence se fait remarquer entre les espèces du même genre ; aussi leur essence est-elle plus ou moins abondante, plus ou moins repoussante, plus ou moins suave, selon qu'elle provient de telle ou telle espèce, de tel ou tel genre, abstraction faite des modifications que peut y apporter la préparation ; car il est évident que plus ces huiles volatiles sont rectifiées ou dépouillées de la résine et de l'acide qui souillent celles du commerce ; il est évident que plus elles approchent de leur état de pureté, plus elles se confondent, physiquement et chimiquement parlant, ce qui veut positivement dire que ces essences ne devraient être introduites dans le domaine médical qu'après avoir été soigneusement rectifiées selon toutes les données et toutes les règles de la science ; or, personne n'ignore qu'il n'en est nullement ainsi, sinon toujours, du moins presque toujours. Aussi ne voit-on généralement dans les officines que des essences qui, loin d'avoir la saveur et la suavité des essences chimiquement pures, n'ont qu'une odeur et une saveur repoussantes.

Si les pharmaciens prenaient la peine de distiller eux-mêmes celles de ces huiles essentielles qu'ils débitent journellement, celles surtout qui devraient être destinées aux diverses applications médicales internes qu'elles peuvent recevoir, ils seraient en possession de produits d'autant plus recommandables qu'ils les auraient extraits de la térébenthine du mélèze ou de celle du sapin, à l'exclusion de celle du pin maritime, que nous trouvons abondamment répandue dans le commerce, et que nous employons presque exclusivement.

La térébenthine du sapin, dite térébenthine citronnée, celle qui provient des utricules de cet arbre si essentiellement utile, fournit une essence telle qu'une première distillation, avec addition d'eau, comme cela devrait toujours se pratiquer, donne déjà lieu à d'excellents résultats, qui font sentir beaucoup moins impérieusement le besoin des rectifications successives. Rigoureusement parlant, une seule rectification peut suffire à une telle essence, pour lui donner les caractères d'un très-bon produit, alors surtout que l'on a fait intervenir la vapeur d'eau surchauffée pour l'isoler de la térébenthine.

Quant à la térébenthine elle-même, ce qui précède suffit pour faire comprendre l'utilité du choix conseillé par les auteurs en faveur de l'une ou de l'autre, que nous conseillons nous-même pour l'extraction de l'essence. Selon l'opinion la plus accréditée, ce choix devrait porter plus particulièrement sur celle dite de Venise ou du mélèze; cependant mon expérience me porte à croire que celle de Strasbourg ou du sapin commun lui est préférable, pourvu qu'elle ait tous les caractères qui appartiennent en propre au suc oléo-résineux qui exsude des vésicules de cette conifère.

La térébenthine de Bordeaux ou du pin maritime devrait, à mon avis, être complètement ou presque complètement exclue des pharmacies pour être abandonnée aux arts industriels et à la médecine hippiatrique. Un seul cas d'exception pourrait peut-être la faire admettre dans la pratique , lorsqu'il s'agit de la solidification de la térébenthine par la magnésie calcinée, celle-ci n'entrant qu'en quantité relative très-minime dans l'opération, en raison de la nature plus résineuse de celle-là ; mais ce cas se présente si rarement aujourd'hui , qu'il ne vaut pas la peine d'être pris en sérieuse considération, et cela, avec d'autant plus de raison, que si les autres térébenthines (les térébenthines fines) réclament beaucoup plus de magnésie pour se solidifier, elles doivent cette propriété absorbante plus grande à la présence d'une proportion plus forte d'huile essentielle ; et comme c'est à elle surtout que les térébenthines doivent leurs principales propriétés , nous pensons qu'il y a une sorte de compensation dans cette grande absorption.

Ainsi que je l'ai établi dans le temps , en 1834 , dans le *Journal de chimie médicale* , les térébenthines fines de moyenne consistance réclament , terme moyen, un poids à peu près égal au leur de magnésie hydro-carbonatée , ou trois fois leur poids d'oxide de magnésium, pour se solidifier presque instantanément ou en peu de temps , tandis que les térébenthines communes , par une action inverse qui tient particulièrement à la nature complexe de leur matière résineuse, exigent, pour produire le même phénomène , infiniment plus de carbonate que d'oxide , soit plus des deux tiers de leur poids de l'un et un vingt-huitième au plus de l'autre. Dans l'espace de trente-six heures , j'ai pu faire prendre une consistance pilulaire à une masse de térébenthine de Bordeaux un peu ancienne, à l'aide d'un soixante-douzième de magnésie fortement calcinée. En portant au cinquantième la proportion de cet oxide, la solidification peut être instantanée dans la même térébenthine. Ce n'est que lorsque cette oléo-résine est toute récente, et par conséquent claire et transparente, comme l'entend l'honorable M. Fauré, de Bordeaux, qu'elle ne prend environ qu'un vingt-huitième d'oxide.

D'après ce qui précède, il est évident que, pour rendre magistrales les pilules de térébenthine, il faut porter du vingt-huitième au cinquantième la proportion relative de magnésie calcinée, lorsqu'on veut solidifier par cet agent de la térébenthine commune, nouvelle ou ancienne ; que cette proportion doit changer du tout au tout avec la magnésie carbonatée ; mais que lorsqu'il s'agit d'opérer le même phénomène sur une térébenthine fine, sur celle de Venise, par exemple, le poids des deux constituants doit être, à peu de chose près, le même, lorsqu'on s'adresse au carbonate, et de une partie d'oléo-résine pour trois de magnésie, lorsque la préférence porte sur l'oxide de cette base alcaline.

Si la térébenthine cuite avait une grande valeur médicale, nous ne serions pas revenu sur ce sujet, bien que nous ne le croyions pas dénué d'intérêt ; car, qu'est-ce que la térébenthine complètement privée de son huile essentielle, sinon un corps peu énergique ? Digne d'une autre époque, ce produit pourrait être à tout jamais banni de la thérapeutique, attendu que ce n'est autre chose que de la poix blanche ou de la poix résine résultant de la térébenthine que l'on a privée de son essence par distillation ; or, lorsqu'on emploie la résine proprement dite en dehors de ses usages externes, je ne crois pas que l'on puisse en tirer un grand parti en médecine, comparativement du moins à ce qu'on peut attendre de la térébenthine elle-même, combinée ou non à la magnésie ou à tout autre agent modificateur.

Si nul agent n'a été plus préconisé que la térébenthine, nul plus qu'elle n'a eu les honneurs du formulaire et du laboratoire officinal. Pour se convaincre de cette vérité, on n'a qu'à ouvrir la Pharmacopée universelle de Jourdan. Là se montrent sous toutes les formes, sous toutes les nuances, sous toutes les variantes et sous toutes les appellations les innombrables formules applicables à tous les usages, tant internes qu'externes, que peut recevoir la térébenthine, et tout ce qui lui appartient. Puisées dans toutes les pharmacopées et dans tous les formulaires existants du monde médical, bon nombre d'entre elles peuvent être considérées, à bon droit, comme entachées de nullité, tandis que d'autres ont une valeur incontestable.

Quelque nombreuses et quelque variées que soient ces formules, pour ne parler que de celles qui s'appliquent aux usages internes, elles ne le sont pas tellement qu'elles ne laissent subsister quelques lacunes regrettables. Et d'ailleurs, s'il est avéré que toutes les propriétés que l'on peut demander, soit à l'essence, soit à la térébenthine, résident dans cette dernière aussi bien, pour ne pas dire mieux, que dans l'essence seule, isolée de la partie résineuse, pourquoi ne nous adresserions-nous pas exclusivement ou presque exclusivement à elle? Cette préférence que j'aurais pour la térébenthine pourvue de tous les principes qui la constituent me paraîtrait d'autant plus fondée que cette combinaison naturelle, tout en se prêtant mieux aux diverses transformations ou modifications que nous sommes obligés de faire subir à l'un ou à l'autre de ces agents pour en rendre l'usage possible, doit exercer sur nos organes une action moins vive que sa partie essentielle mise à nu.

S'il fallait choisir ensuite parmi toutes les formes qu'il nous est permis de faire prendre à la térébenthine pour la convertir en médicament proprement dit, je n'hésiterais pas à faire porter mon choix sur un sirop, sur un saccharure ou sur des pastilles, et ce sont précisément ces produits qui manquent dans nos officines, pour compléter la nombreuse série des agents à base de térébenthine, et c'est peut-être autant parce qu'ils font défaut que parce qu'on ne rend pas assez de justice à ce corps oléo-résineux que les médecins de notre époque négligent son emploi. Au reste, que ce soit ou non à de telles causes que nous devions cette espèce de défaveur qui pèse sur la térébenthine, il n'en est peut-être pas moins utile de combler la lacune existante ; aussi est-ce parce que je crois à cette utilité que je fais figurer ici les procédés fort simples à l'aide desquels on peut se procurer un sirop, un saccharure et des tablettes ayant pour base ce produit naturel.

La térébenthine de sapin, celle qui provient, comme je l'ai déjà dit, des utricules ou vésicules de l'arbre, étant beaucoup plus riche en essence que tous les produits du même genre, que la térébenthine du *Larix Europœa*, dite de Venise, en particulier, et ayant d'ailleurs une saveur citronnée qui doit la faire rechercher, devrait, selon moi, être préférée même à cette dernière, que les botanistes et les auteurs de matière médicale en général désignent, je ne sais trop pourquoi, comme l'emportant sur les autres térébenthines fines pour l'usage médicinal ; elle doit l'être d'autant plus qu'elle est, de toutes les térébenthines, celle qui se laisse émulsionner avec le plus de facilité, et dont l'interposition ou l'enchaînement moléculaire, dans un liquide approprié, conserve le plus la stabilité que l'on peut et doit désirer dans tous les produits liquides à base de térébenthine, notamment dans le sirop dont voici la formule.

Sirop de térébenthine ou abiétique (1).

Térébenthine de sapin (abies pectinata)....	30
Gomme arabique pulvérisée.............	15
Eau commune.......................	15
Sirop simple (2).....................	940
Total..........	1,000

Formez, par simple trituration, dans un mortier de marbre ou de porcelaine, un mucilage avec la gomme et l'eau ; incorporez intime-

(1) Cette dernière dénomination me paraîtrait assez convenable, par ce double motif qu'en exprimant assez bien, pour les hommes de l'art, l'origine de la base du produit, elle dissimulerait en même temps la nature de ce même produit aux personnes qui, par ignorance ou par préjugé, pourraient voir en lui un agent, sinon dangereux, au moins repoussant.

(2) En remplaçant le sirop simple par le sirop d'orgeat ou le sirop de lait, on modifierait utilement, pour certains cas particuliers, l'action parfois trop stimulante, trop active de la térébenthine, tout en appropriant mieux le remède à ces mêmes cas.

ment la térébenthine, puis projetez peu à peu le sirop dans ce mélange gommo-résineux, en battant continuellement la masse, de manière à constituer un tout homogène, d'un blanc de lait et d'une grande fixité.

Après quelques heures de repos, introduisez ce sirop dans les flacons destinés à le recevoir, et conservez pour l'usage.

Bien que ce produit, par la permanence de son homogénéité et par la nature de ses constituants, puisse résister à l'action du temps, il peut être placé parmi les médicaments magistraux, en raison de sa prompte et facile préparation.

N'ayant rien qui puisse impressionner désagréablement les organes du goût, et s'incorporant facilement dans un liquide aqueux, il peut être pris aussi bien sans aucun mélange que combiné à d'autres agents, à une tisane appropriée, ou même étendu d'eau, froide ou chaude, selon le besoin du moment.

Avant l'adoption de ce procédé, le plus convenable de tous, j'ai constitué plusieurs sirops, par l'intermède du jaune d'œuf, de la magnésie, de deux parties d'alcool rectifié pour une d'oléo-résine, etc. mettant chaque fois en parallèle la térébenthine du *Larix Europœa* et celle de l'*Abies pectinata*. La comparaison a toujours été en faveur de cette dernière, bien que tous les intermèdes aient laissé quelque chose à désirer, que l'on ait employé de la térébenthine du mélèze ou de celle du sapin. Tous les sirops à base de térébenthine de sapin sont et plus homogènes et plus agréables au goût, mais tous, quels qu'ils soient, ont moins de stabilité que celui où figure la gomme, lequel du reste ne cristallise jamais, contrairement à ce qui a lieu pour le sirop magnésien et pour le sirop alcoolique.

La térébenthine entrant pour un trente-deuxième dans ce saccharolé, il est permis d'employer ce produit depuis une jusqu'à quatre fortes cuillerées à bouche dans les vingt-quatre heures, un et quatre grammes de base entrant à peu près dans ces limites, que l'on peut considérer du reste comme les plus ordinaires, en tenant compte de certains cas exceptionnels, heureusement assez rares.

Saccharure de térébenthine ou abiétique.

Térébenthine abiétique.................. 60
Alcool rectifié, à 90 centésim............. 120
Sucre en morceaux.................... 1,000

Faites dissoudre, à froid, la térébenthine dans l'alcool, à l'aide d'une forte agitation imprimée au vase contenant l'un et l'autre ; laissez déposer la faible quantité de matière qui aura résisté à l'action dissolvante du menstrue ; arrosez le sucre avec cet alcoolé, opérez la dessiccation dans une étuve convenablement chauffée et réduisez-le en poudre fine.

Cette opération peut être faite en moins de vingt-quatre heures, lorsqu'elle est conduite avec les soins convenables, la térébenthine se dissolvant dans l'alcool avec assez de facilité, et la dessiccation du saccharure pouvant s'opérer en douze heures au plus, sous l'influence d'une chaleur d'étuvé modérée, mais soutenue.

Ce saccharure se prête à la pulvérisation aussi bien que le sucre lui-même. Il est du reste, comme le sirop, agréablement aromatique, et, comme lui, il peut recevoir diverses applications utiles, comme les saccharures en général ; il peut de plus être converti en tablettes à l'aide du mode opératoire suivant :

Tablettes de saccharure de térébenthine ou abiétiques.

Saccharure abiétique...................... 1,000
Gomme adraganthe entière.............. 12
Eau de fontaine........................ 90

Formez un mucilage et incorporez-le dans la poudre, pour constituer une pâte homogène, que vous convertirez en tablettes ovales,
du poids d'un gramme.

Ces tablettes ont une saveur assez agréable, quoique chaude et
franchement aromatique.

Sauf quelques rares exceptions, ces trois produits peuvent se prêter à toutes ou presque toutes les applications
internes qui appartiennent aux produits des conifères en
général, le sirop et le saccharure pouvant subir toutes les
transformations, s'approprier à toutes les formes, liquides
ou solides, que voudra leur faire prendre le médecin
seul juge compétent en présence des besoins du moment.
Aussi croyons-nous qu'à l'aide de ce simple bagage pharmaceutique, celui-ci pourra satisfaire à la plupart des in-
dications propres à ce genre de médication, sans aller
consulter les nombreuses formules consignées dans cer-
taines pharmacopées. N'en fût-il pas ainsi d'ailleurs, la
lacune qui existait n'en serait pas moins comblée par les
trois formules qui précèdent, et l'utilité que présentent
celles-ci me semblerait justifier d'autant plus cette mo-
deste publication, que j'ai cru aussi ajouter à cette utilité
en rappelant à l'attention du corps médical des agents dont
il néglige beaucoup trop l'emploi, eu égard aux propriétés
incontestables qu'ils possèdent, aux importants services
qu'ils peuvent rendre à l'art médical.

www.ingramcontent.com/pod-product-compliance
Ingram Content Group UK Ltd.
Pitfield, Milton Keynes, MK11 3LW, UK
UKHW020205080726
13614UKWH00006B/2629